FIT durch die CORONA-PANDEMIE
„GEHEIMTIPP" von einem MEDIUM!
Tayala Léha

AF199111

FIT

durch die

CORONA-PANDEMIE

„GEHEIMTIPP" von einem MEDIUM!

Tayala Léha

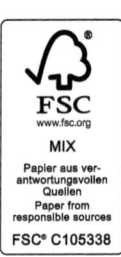

Hinweis:

*Dieses Buch wird für bessere Lesbarkeit
in einer größeren Schrift gedruckt.*

Bibliografische Information der Deutschen
Nationalbibliothek: Die Deutsche Nationalbibliothek
verzeichnet diese Publikation in der Deutschen
Nationalbibliografie; detaillierte bibliografische Daten
sind im Internet über www.dnb.de abrufbar.

Herstellung und Verlag:
BoD - Books on Demand, Norderstedt

ISBN 978-3-7504-8150-3

Inhaltsverzeichnis

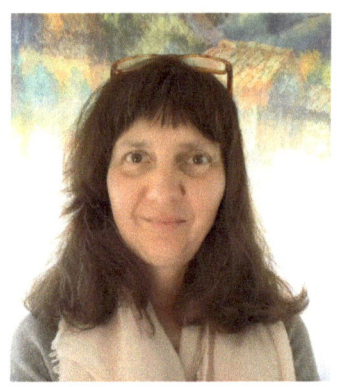

<u>Vorwort</u>

Ich bin Tayala Léha - Heilerin und Buchautorin, medial begabt von Geburt an. Dieses Büchlein schreibe ich aus aktuellem Anlass. Das Geschehen rund um die Pandemie bewegt mich tief. IM GEBET habe ich gefragt:

„Was können wir Menschen TUN, um uns zu schützen?".

In diesem Büchlein finden Sie das Ergebnis.

Es ist nicht so, als könnte man vermeiden, sich anzustecken. Diese Gefahr besteht immer. Doch wie der Körper mit dem Virus UMGEHT, das ist, worauf es ankommt.

Man kann infiziert sein, man kann erkranken. Wichtig ist: möglichst den letalen, also tödlichen Ausgang zu vermeiden.

Ich selbst habe die Durchsage „von oben" gesund entgegengenommen. Dann begann ich, das Büchlein zu schreiben. Mittlerweile bin auch ich erkrankt. Im Fieber beende ich es, weil es mir eine Herzensangelegenheit ist, dass es in die Welt kommt und Menschen helfen kann.

Alle „Ansagen aus der OBEREN WELT" waren in meinem bisherigen Leben korrekt. Ich vertraue denselben und wende natürlich selbst an, was ich schreibe. Ich habe gründlich recherchiert, ob der „GEHEIMTIPP" aus medizinischer Sicht vertretbar ist. Offensichtlich nicht nur das - es war ein Volltreffer!

Mit diesem Büchlein wünsche ich, HOFFNUNG in die Welt zu senden, denn das ist, was wir alle am meisten brauchen... Ich wünsche Ihnen viel Kraft in dieser Zeit, die uns alle fordert!

Herzlichst Tayala Léha.

Gibt es ein Mittel gegen COVID-19?

Normalerweise kennen wir so etwas nur aus Filmen: eine Epidemie bedroht die Menschheit, es gibt kein Gegenmittel. Dann findet man ein „Kräutlein", und alle werden wieder gesund...

„Normalerweise" freuen wir uns und schalten den Fernseher ab. Wir sind wieder in unserer sicheren, heilen Welt.

Doch heute steht die Welt Kopf. Wir können nicht abschalten, können uns vor den Zahlen der Toten nicht verstecken. Noch ist es vielleicht weit weg von uns – das, was bedroht. Aber schon morgen kann es uns selbst betreffen – wie mich jetzt.

HOFFNUNG gibt es immer. Man muss nur einen Weg finden. Ich bin auf meine Weise vorgegangen und biete Ihnen mein Wissen dar. Vielleicht ein Hoffnungsschimmer in den traurigen Zeiten, wo Menschen ihr Bestes geben und doch gerade kaum siegen können.

COVID-19 ist derzeit bittere Wirklichkeit! Und dennoch sollten wir uns erinnern:

„Gegen jede Krankheit ist ein Kraut gewachsen...". Lesen Sie bitte unter „GEHEIMTIPP". Alle anderen Maßnahmen ergänzen und helfen mit...

Gibt es ein Mittel gegen die Krankheit COVID-19?

Ich wünsche mir sehr, es Ihnen hiermit geschenkt zu haben!

Violettes Licht

Farben haben eine bestimmte Wirkung auf den Körper und auf die Seele.

Sie senden bestimmte Frequenzen aus, die unterschiedliche Wirkungen auf uns haben.

„ROTLICHT-MILIEU". Sie kennen den Begriff? ROT wird nicht ohne Grund in diesem Metier eingesetzt. Es wirkt anregend... - auf Körper und Geist.

ROTLICHT an der Ampel hat Signalwirkung

Heute nun brauchen wir etwas, was desinfiziert.

Die Wirkung von ultraviolettem Licht zu Desinfektionszwecken ist mittlerweile bekannt. Doch nutzen Sie DAS bitte nicht. Es kann zu ernsthaften Schäden führen!

Nutzen Sie stattdessen **violettes Farblicht**. Es wirkt **ANTIVIRAL** und auch desinfizierend.

Tauchen Sie Ihr Helm in violettes Licht!

<u>Gelée Royal</u>

Gelée Royal ist der Weichselfuttersaft für die Bienenköniginnen – ein ausgezeichnetes Stärkungsmittel auch für uns Menschen, denn: den Bienenköniginnen wird nur das Beste gegeben.

Davon können wir profitieren: machen wir eine dreiwöchige Kur mit diesem wertvollen Produkt, und wir stehen ganz anders da – „immuntechnisch" gesehen...

Übrigens:
In Fachkreisen galt Gelée Royal bis zur Entdeckung des Penicillin als hochwirksames, NATÜRLICHES Antibiotikum. Aber auch gegen VIREN ist es aktiv, und die Bestandteile sind außerordentlich kostbar!

Achtung!

Wer auf Bienenprodukte ALLERGISCH ist, sollte sich besser nach Alternativen umsehen...

GUTE Bakterien für den DARM

„Gute", probiotische Bakterien für den Darm sind wesentlich für die Fitness des Immunsystems. Man kann sie in Kapseln erwerben, aber es gibt entsprechende Produkte auch als Pulver.

Lactobacillus acidophilus

Lactobacillus salivarius

Bifidobacterium longum

Das sind die DREI, die Sie brauchen, um das zu bewirken, was Sie wollen: STÄRKUNG!

Ganz wesentlich wird dieses Mittel, wenn Sie eine Antibiotikatherapie hinter sich haben. Dann sollten Sie darauf nicht verzichten.

So simpel es klingt, so effektiv ist die Wirkung. Ein bisschen Geduld braucht man aber schon: mindestens 4 Wochen sollten Sie das Mittel einnehmen, um die gewünschte Wirkung zu erzielen. Trotz allem lohnt es sich im Jetzt, es zuzuführen.

Gedanken haben KRAFT!

Gedanken haben Kraft! Stellen Sie sich vor, wie Sie mit Ihrem Liebsten/Ihrer Liebsten... - na, Sie wissen schon... Das passt nicht hierher? Oh doch, und wie das hierher passt! Um Ihnen zu zeigen, dass sexuell-angehauchte GEDANKEN „körperliche Spuren" hinterlassen... Unser Körper reagiert umgehend auf unsere Gedanken. Deshalb seien Sie achtsam, WAS und WIE Sie denken.

Übrigens: Sportler, die erkranken, stellen sich vor, wie sie ihre Übungen absolvieren - sie denken in präzisen BILDERN. Es funktioniert und wurde nachgewiesen: das Training ist erfolgreich nur in Gedanken!

SCHUTZ beginnt im Kopf. Denken Sie, wie Sie gesund durch die Welt schreiten, wie Sie gesund und fit Ihren Sport ausüben, wie Sie das tun, was Ihnen Freude macht. Und Ihr Körper wird bei diesen guten Gedanken nur KRAFT sammeln, aber keinen Stress erzeugen, der schwächt. Sorgen Sie sich aber dauerhaft und malen sich die grauenvollsten Szenarien aus, dann... - ja, dann kann ich Ihnen leider auch nicht mit diesem Büchlein helfen. Da hilft nur: UMDENKEN!

WÄRME
gegen Angst & Panik

Im Ayurveda heißt es: Ängste potenzieren sich, wenn man sich nicht erdet. Zu viele Gedanken rund um ein Thema, zu viele Sorgen – das schraubt sich schnell hoch und wird zu einem „gedanklichen Wirbelsturm", der nicht mehr zu stoppen ist. Was können wir tun? Hier gebe ich Ihnen ein paar Haustipps – für jeden anwendbar. So simple Tipps gegen die Angst? Ja!

- warme Salz-Fußbäder am Abend
- warme Vollbäder
- viel Warmes essen und trinken
- zu regelmäßigen Zeiten zu Bett gehen
- nichts übertreiben: weder Mediennutzung noch Schlaf
- lieber Eintöpfe statt Knäckebrot: achten Sie auf „flüssige Nahrung" und meiden Sie trockene...
- gönnen Sie sich Ölmassagen: von Kopf nach Fuß – mit Ihrem Partner oder auch als Selbstmassage hochwirksam.

Japanisches Heilströmen: Jin Shin Jyutsu

Lebensenergie haben wir alle, sonst wären wir gar nicht da. Diese zu aktivieren oder zu harmonisieren, wenn sie blockiert ist – durch körperliche Schwächen oder negative Emotionen –, das hilft sehr!
Hier kommen zwei wichtige Maßnahmen:

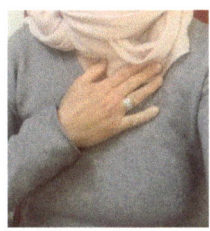

1. Legen Sie Ihre Hand auf die Mitte Ihres Brustkorbs und lassen Sie diese dort liegen, bis sie „pulsiert". **2.** Umfassen Sie jeden einzelnen Finger mit der anderen Hand und halten Sie den Finger so lange, bis dieser anfängt, zu pulsieren. Dann fließt die Lebensenergie wieder frei. Und so stärken Sie sich bei negativen Gedanken, Sorgen, Angst, Wut, und auch allgemein Ihr Immunsystem! Sie wollen jemandem helfen, der weit weg ist? Legen Sie Ihre Hand auf ein Foto und „strömen" Sie!

Früh zu Bett!

Meine Großmutter sagte einst: „Geh früh zu Bett, der Schlaf VOR Mitternacht ist der Beste!".

Als Jugendliche dachte ich: „So ein Unsinn!". Heute weiß ich: sie hatte Recht!

Das gilt für Menschen, die gern früh zu Bett gehen und früh aufstehen.

Für uns alle gilt: in Zeiten von Stress und Veränderung brauchen wir alle Schlaf - und zwar ausreichend. Zu viel Mediennutzung macht, dass man nicht mehr schlafen kann. Lassen Sie sich nicht verrückt machen von den Nachrichten. Hören Sie zu, aber schalten Sie abends rechtzeitig ab.

Schlaf ist essentiell für unsere Gesundheit! Gönnen Sie sich den ausreichend, damit Sie gestärkt sind!

ATMEN!

Atmen ist nicht nur gut, es ist lebensnotwendig... Spaß beiseite. Tief durchzuatmen - das entspannt.

Sondereinsatzkommandos werden im Atmen unter stressigen Bedingungen regelrecht geschult, denn: wer Angst hat, atmet flach und schnell. Dann kann man aber keine wichtigen Entscheidungen treffen, die vielleicht das eigene Überleben sichern sollten oder das der Kameraden.

Richtiges ATMEN macht, dass man Ängste loslassen kann. Wie?

Atmen Sie mal TIEF DURCH! Und dann lassen Sie den Atem hörbar langsam entweichen. Wenn Sie das jetzt 3x machen, spüren Sie einen Unterschied zu vorher?

In stressigen Situationen hat es sich bewährt, auf seinen Atem zu achten. Atmen Sie also bewusster mal tief durch – es lohnt sich: für Ihr Gehirn und Ihren Körper!

KNOBLAUCH

Knoblauch riecht, naja, er stinkt. Aber: er ist supergesund!

ANTIVIRALE WIRKUNG wird ihm ebenso nachgesagt wie antibakterielle.

Essen Sie ihn roh oder geben sie ihn mit in den Kochtopf. Möglichst nicht zu lange kochen. Das könnte die Wirkstoffe zerstören.

Ich nehme ihn zu Sardellen - pur. Ist eine gesunde Mischung.

Nehmen Sie keine Rücksicht auf den Geruchssinn Ihres Partners... ;-)
Animieren Sie ihn, auch Knoblauch zu verzehren, dann stinken Sie beide gegen den Rest der Welt...

China lässt große Mengen Knoblauch im Rahmen der COVID-19-Erkrankung kostenlos verteilen - heißt es in den Nachrichten. Das wird online im „westlichen Medizinsektor" gerade belächelt. Naja, ICH schätze, die Chinesen sind schlau!

ZWIEBELN

„Die Zwiebel ist so viel wert wie eine ganze Apotheke…" sagte einst Paracelsus, Schweizer Arzt und Naturphilosoph, über diese so unscheinbare Knolle.

Tatsache ist: auch sie wirkt wie der Knoblauch **antiviral** und antibakteriell.

Wer sie nicht essen will (am Besten wirkt sie roh), der schneide sie auf und stelle sie neben das Bett. Die „Dämpfe" machen, dass die Lunge frei bleibt und man besser atmen kann.

Man erzählt sich, dass 1919 bei einer Grippe-Epidemie eine Bauernfamilie nicht erkrankte. Die Frau hatte Zwiebeln im ganzen Haus verteilt, und der Arzt konnte mit einer mikroskopischen Untersuchung nachweisen, dass sich das Virus an die Schichten der Zwiebel angeheftet hatte.

Ich stelle mir jetzt in dieser aktuellen Situation jeden Abend eine aufge-schnittene Zwiebel neben mein Bett.

UNGESÄTTIGTE FETTSÄUREN

Fischölkapseln sind von Bedeutung, wenn man zu wenig ungesättigte Fettsäuren zu sich nimmt.

Fischöl hat eine ganz spezielle Zusammensetzung: **EPA und DHA.** Beide Fettsäuren sollten dem Körper unbedingt zugeführt werden. Noch vor 100 Jahren nahmen wir wesentlich mehr ungesättigte Fettsäuren zu uns als gesättigte. Wir lebten also gesünder!

Wichtig:
Bei entzündlichen Erkrankungen kann die Entzündungsneigung mit einer hohen Gabe von Omega-3-Fettsäuren gesenkt werden - vielleicht nicht von heute auf morgen, aber dennoch. **Fischöl wirkt also entzündungshemmend!** Und das kann uns jetzt in dieser Situation zugute kommen!

Ungesättigte Fettsäuren schützen außerdem unsere Gefäße und das Herz.
Bei Multipler Sklerose - einer großen Geisel unserer Neuzeit - soll man erfolgreich die Entzündungsprozesse an den Myelinscheiden eindämmen können (Myelin-

scheide heißt das Gewebe, das die Nerven ummantelt). Da dies mittlerweile eine weitverbreitete Krankheit ist, will ich das nicht unerwähnt lassen.

Bei emotionalen Belastungen und bei depressiver Stimmungslage können sich die oben genannten, hochwertigen Omega-3-Fettsäuren **positiv** auf die **Gemütslage** auswirken, was bei längerer Ausgangssperre vielleicht doch nicht zu verachten ist...

Für Veganer ist das **Leinöl** eine Alternative...
Mein Großvater hat früher immer Leinöl auf seinen Teller gegossen, etwas Salz darüber gestreut und dann ein Brötchen eingetunkt und dieses genussvoll verzehrt. Er behauptete immer, das sei gesund. Jeden Tag hat er das gegessen.
Ich fand den Geschmack nicht sehr ansprechend, verstand ja nicht, worum es da ging.

Heute weiß ich: **Leinöl und Fischöl** sind wegen ihrer **langkettigen Omega-3-Fettsäuren** ein tolles Mittel für die „Immunfitness"!

„GEHEIMTIPP!"

Mein „Geheimtipp" rund um das Thema
COVID-19 lautet:

KURKUMA!

Kurkuma ist meistens nur als Gewürz aus
dem Supermarkt bekannt. Und doch kann
es so viel mehr, als das Essen gelblich
färben.

Diese Eigenschaft nutzen übrigens auch die
Mönche in Tibet, deren herrlich orange-
gelb-gefärbte Gewänder alleinig durch die
Nutzung von Kurkuma diese Farbe haben.

KURKUMA gilt als eines der stärksten
Antioxidantien. Es enthält den Wirkstoff
Curcumin und weitere, verschiedene
Substanzen, und was uns heutzutage
wirklich interessieren dürfte:

ES WIRKT ANTIVIRAL!

Im Ayurveda wird es als „goldene Wurzel"
verehrt und ist ein traditionelles Heilmittel
der ayurvedischen Medizin.

Als natürliches Antibiotikum wird es gelegentlich auch eingesetzt.

Nun wird es wichtig:

Seine **ENTZÜNDUNGSHEMMENDEN EIGEN-SCHAFTEN** machen sich bezahlt im Einsatz bei Lungenkrankheiten, die auf entzündlichen Prozessen basieren. Dazu gehören beinahe alle durch Bakterien und Viren ausgelösten Atemwegserkrankungen.

Bei COVID-19 werden lebensbedrohliche Atemprobleme durch eine meist beidseitige Lungenentzündung ausgelöst!

Man sollte Kurkuma hochdosiert (2 bis 4 Teelöffel oder auch mehr) in Verbindung mit ölhaltigen Speisen einnehmen, denn Kurkuma ist fettlöslich!
Ein Schuss Cayennepfeffer soll die Aufnahme des Wirkstoffes Curcumin um ein Vielfaches erhöhen! Dann noch etwas Vitamin C und Honig dazu: das gilt als ein Fitmacher für die Abwehrzellen!

Eine Anti-Aging-Wirkung wird der Knolle übrigens auch noch zugeschrieben.

**Für alle, die blutverdünnende
Medikamente einnehmen:**

BITTE UNBEDINGT VOR DER hochdosierten
EINNAHME VON KURKUMA Rücksprache
mit dem behandelnden Arzt halten!

Vorsicht ist auch angebracht, wenn Sie
unter Gallensteinen leiden oder / und Ent-
zündungen der Gallenwege und des
Magen-Darm-Trakts haben!

+++

Zum Schluss möchte ich Ihnen noch
mitteilen, was mich am meisten beein-
druckt hat bei meinen Recherchen in der
Fachliteratur:

Es heißt, **der Einsatz von Kurkuma im
Bereich der entzündlichen Atemwegs-
erkrankungen soll die Letalität** (also: die
Sterblichkeit) **deutlich reduzieren!**

Nun, wenn das kein Ansatz ist, der
Hoffnung aufzeigt...!

+++

NACHWORT

Liebe Leser, ich würde mich sehr darüber freuen, wenn Hilfe kommt aus dem Reich der Pflanzen, denn wie meine Großmutter schon sagte: „Gegen jede Krankheit ist ein Kraut gewachsen...".

Mögen diese Informationen Hoffnung in die Welt und zu den Menschen tragen, und ich selbst nehme fleißig nicht nur Kurkuma hochdosiert ein, sondern wende in der Quarantäne natürlich auch alle anderen Tipps an, die ich Ihnen empfehle... ALLE wurden mir IM GEBET genannt, aber allem voran: KURKUMA!

Ich wünsche Ihnen allen, dass Sie in Ihrer Kraft und Gesundheit bleiben oder aber schnelle Genesung finden mögen - und das wünsche ich allen Menschen auf der ganzen Welt!

Ihre Tayala Léha!

Buchtipp

Dieses Büchlein gibt es auch in einer
englischsprachigen Printausgabe.

ISBN 978-3-7519-0495-7

Diese ist erhältlich im Buchhandel in
Deutschland, Österreich und der Schweiz
sowie in England, Australien,
Kanada und in den USA.